AF455751

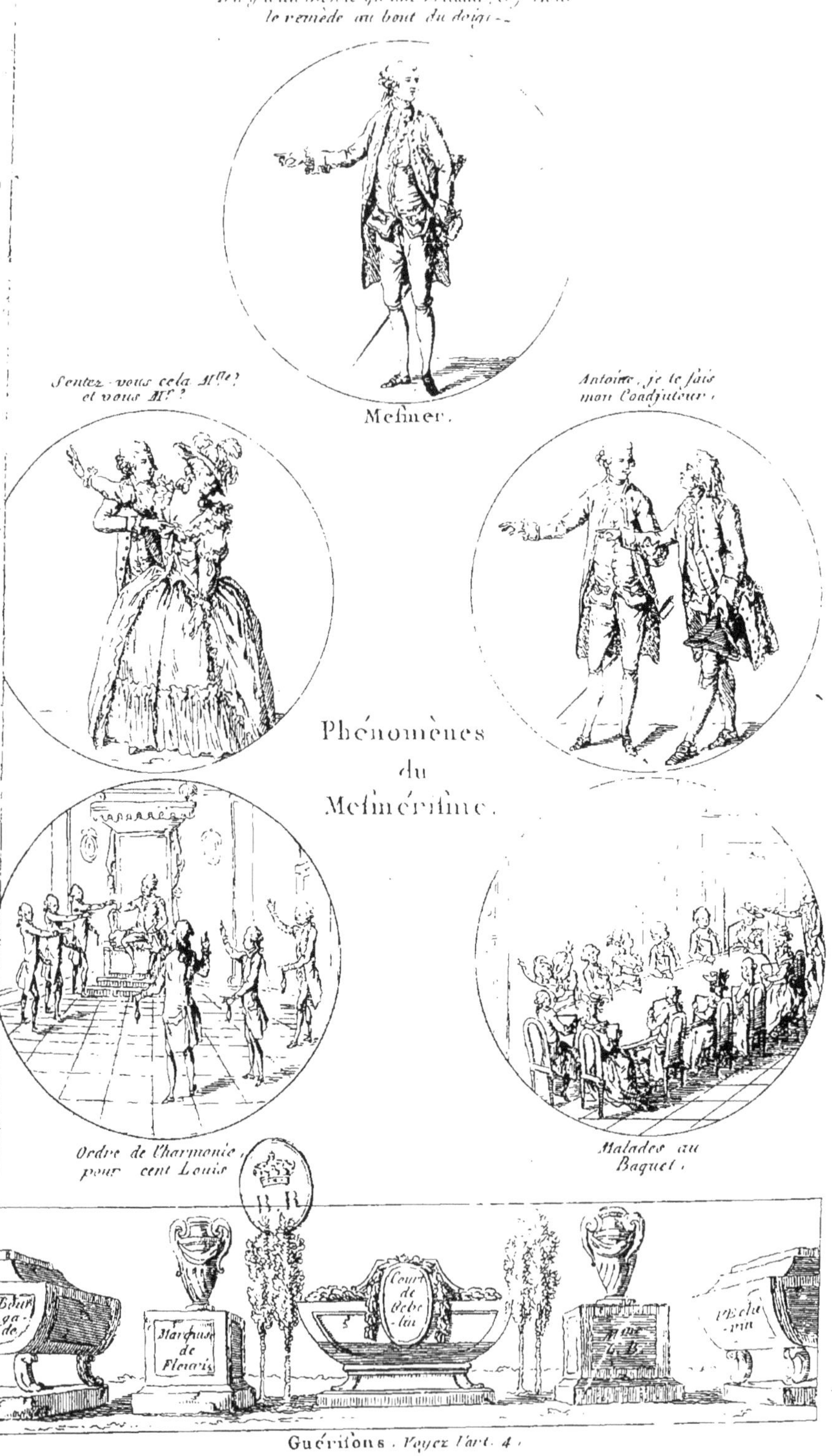

Guérisons. Voyez l'art. 4.

MÉMOIRE

POUR SERVIR A L'HISTOIRE

DE LA JONGLERIE,

DANS LEQUEL ON DÉMONTRE

LES PHÉNOMÈNES

DU MESMÉRISME.

Speculi loco Medicus habeat Naturam; Facta autem factis & operibus magis reddere curet, quàm sermonibus, quibus interpretata curiosiùs Natura sæpè minuitur (1).

HECQUET.

A LONDRES,

Et se trouve A PARIS,

Chez MÉQUIGNON l'aîné, Libraire, rue des Cordeliers.

1784.

---

(1) Que la Nature soit le miroir du Médecin; qu'il explique plutôt les faits par des faits, que par des discours, au moyen desquels la Nature interprétée avec trop de curiosité, perd souvent son caractère.

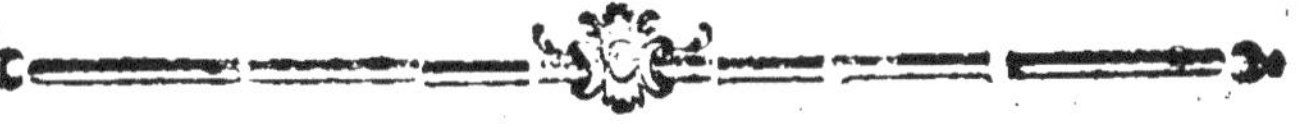

NOTE PRÉLIMINAIRE.

Ceux qui voudront y réfléchir, ne ſoupçonneront-ils pas qu'en analyſant avec curioſité le ſyſtême de M. *Meſmer*, en diſcutant tous les points de ſa doctrine, en y adaptant les raiſonnemens des Anciens, qui ont eu des principes ſemblables aux ſiens, on le fait plus ſçavant qu'il n'a jamais eſpéré de le paroître? Ne lui fournit-on pas de nouveaux moyens d'en impoſer avec plus de ſuccès? N'ajoute-t-on pas aux avantages qu'il a d'avoir fait une vive ſenſation en France, & d'y avoir acquis beaucoup de fortune, celui de le dévouer à l'immortalité?

Cette Brochure n'a pas pour but de s'oppoſer à ce que Meſmer ſoit immortel. On a ſeulement fait en ſorte d'y marquer la place qui lui convient dans la mémoire de la Poſtérité.

Il ne falloit, ce ſemble, examiner cet homme que dans ſes actions, dont le ridicule n'eſt pas équivoque. L'eclat emprunté dont tous ſes Émules ont brillé durant quelque tems, au moyen des raiſonnemens qui ont été publiés par eux ou pour eux, a promptement diſparu devant le flambeau qui a mis leurs opérations au grand jour.

Auſſi le point de vue ſous lequel le *Meſmériſme* a été enviſagé dans cet Ouvrage (1), eſt-il différent de la manière dont pluſieurs Écrivains l'ont conſidéré. Celui qui a traité le plus à-fond cette matière, a recueilli dans beaucoup de livres

(1) Le 17ième ſur le même ſujet.

anciens la plûpart des raiſonnemens connus ſur le *Magnétiſme animal*, & il a fini par ne préſenter que des *doutes*. Ici (1) on a pris dans les mêmes ſources & dans beaucoup d'autres, les faits ſeulement dont le rapport eſt frappant avec la manière d'opérer de Meſmer, & on n'en a tiré que des certitudes.

On ne s'en eſt pas laiſſé impoſer par le nom de *Magnétiſme*, accordé très-gratuitement à l'Agent prétendu du Meſmériſme, puiſqu'il ne s'agit nullement des effets de l'aimant. On n'a pas même recherché s'il mettoit quelqu'Agent en uſage. On s'eſt contenté de raſſembler les choſes les plus saillantes qui ſe ſont paſſées avant lui dans le même genre, & celles qu'il a opérées juſqu'ici, pour que de-là vînt naturellement l'explication du phénomène.

---

(1) *Recherches & Doutes*, *&c.* Cet Ouvrage a paru tandis que celui-ci étoit ſous preſſe.

TABLE.

MÉMOIRE
POUR SERVIR A L'HISTOIRE
DE LA JONGLERIE.

I.

De la Jonglerie.

COMME tout eſt relatif à l'égard des progrès des connoiſſances, il n'eſt pas étonnant que les Anciens aient commis beaucoup d'erreurs dans les ſciences qu'ils ont cultivées, & que le Vulgaire ait été ſouvent trompé. Aujourd'hui que nous ſommes plus inſtruits, nous devrions être plus circonſpects. Cependant la légèreté avec laquelle nous apprécions ce qui ſe préſente ſous l'aſpect des nouvelles découvertes, nous fait errer dans nos jugemens, pour ainſi dire, autant que les Anciens; ainſi tout eſt compenſé. Si nous avons ſur ceux-ci quelqu'avantage, c'eſt celui d'être diſpoſés à embraſſer le parti de la vérité, dès qu'elle paroît préſentée d'une manière convenable.

Cette prodigieuſe facilité avec laquelle on ſe prend d'opinion pour quelqu'objet nouveau ſur la foi de celui qui a intérêt de l'accréditer, l'enthouſiaſme qui ſuccède aux premiers ſuccès des

Novateurs, la multiplicité de ceux-ci chez les Nations crédules, leur audace, leur mauvaise-foi n'ont rien non plus qui surprenne. Il a existé de tout tems & dans tous les pays, des personnes supérieures par l'esprit, qui ont profité de l'infériorité de celui des autres pour les tromper.

Parmi les erreurs qui ont régné, que l'ignorance a accréditées de siècle en siècle, & qui sont devenues célèbres par la honte qui en est restée, on distingue *la Jonglerie*, cet Art d'en imposer de mille manières, dont l'origine se perd dans l'antiquité la plus reculée, & dont on a vu dériver successivement un nombre infini de nouveautés ridicules & absurdes; monumens éternels de la foiblesse de l'esprit humain & de l'instabilité des idées dominantes.

Les principales de ces nouveautés ont été l'art des aruspices, des augures, l'astrologie, la nécromancie, la pyromancie, l'aëromancie, l'hydromancie, la géomancie, la chiromancie, la catoptromancie, la cosoinomancie, l'étude de la physiognomie, la céphalaionomancie, la métoposcopie, l'onéirocritie, la puissance des esprits, celle des revenans, la possession des diables, la palingénesie, les épreuves par le feu, par l'eau, par l'huile bouillante, les exorcismes, les enchantemens, la transplantation des maladies, les sortiléges, l'escamotage, l'art des convulſions, le jeu de la baguette divinatoire, & le *Meſmériſme.* Ces noms ne méritent que d'être oubliés comme les choſes qu'ils expriment.

De tous les hommes qui ont mis en vogue ces phénomènes, les plus diſtingués ſont les Magiciens, *Magi.* Ils étoient auſſi Médecins. « Les « Mages étoient tenus parmi les Perſes pour » des gens ſages & ſçavans. Or, il y a de l'ap» parence qu'après que ces gens-là furent par» venus à une haute eſtime parmi le peuple & à » la Cour, cet art ſe trouva inſuffiſant pour main» tenir leur réputation. Alors ils commencèrent » à ſe ſervir d'artifices & de tromperies. Il y en » eut même quelques-uns qui joignirent la mali» gnité à l'artifice, firent un mauvais uſage de » cet art, & n'épargnèrent *ni le bien, ni le ſang* » de quantité de perſonnes » (1). Voilà les hommes à qui on a donné dans la ſuite le nom de *Jongleurs.*

« Ils pouſſent en quelque ſorte la nature hors » de ſa place, pour s'y mettre eux-mêmes; » ce qu'ils tâchent de faire par les mouvemens, » par les nombres, par les *poſtures*, par les *ſons*, » par les voix, par les *aſſemblées*, par les lumières, » par les *penchans de l'eſprit*, & par les *paroles*.

(1) Monde enchanté, pag. 46.

» C'eſt de cette manière que les habitans de *Pſilli* » & de *Marſi* conjuroient les ſerpens, & leur » faiſoient prendre la fuite. C'eſt ainſi qu'*Orphée*, » par ſon chant, appaiſoit la tempête en faveur » des Argonautes, & qu'*Homère* récite que par » certaines paroles, on arrêta le ſang à *Ulyſſe* » (1).

Ces hommes, dont le Philoſophe *Hobbes* appelle la ſcience *un ſtratagême pour ſe garantir de la faim aux dépens des ſots* (2), profitant des lumières contemporaines, ont pris dans les différens tems & lieux des formes diverſes; ils ont cultivé une Jonglerie analogue à l'eſprit du ſiècle où ils ont vécu, & toujours ſéduiſante par les dehors de la nouveauté. En ſuivant les Jongleurs dans l'Hiſtoire, on pourroit calculer leurs métamorphoſes, ſuivant les progrès des connoiſſances.

Après avoir été le ſujet de l'admiration de leurs Contemporains, les Jongleurs ſont toujours devenus les objets du mépris des générations ſuivantes: mais cependant la Jonglerie n'a jamais perdu ſon empire ſur les eſprits. Dès qu'un des célèbres Cultivateurs de cet Art commence à être le jouet du Public, il eſt remplacé par un autre, qui, ayant changé de méthode, parvient à paroître

(1) Ibid., pag. 53.

(2) Traces du Magnétiſme, pag. 22.

encore plus admirable aux yeux mêmes des détracteurs de la manière précédente de *jongler*. La gloire que chaque Nation attache à ses opinions comme au succès de ses armes, a cent fois renversé les autels élevés à la Jonglerie ; mais cent fois les Jongleurs ont terni cette gloire par la fumée de l'encens qu'ils ont fait apporter sur d'autres autels.

La Jonglerie a éprouvé d'autres révolutions. Tel Jongleur bafoué au Nord, s'est fait une secte brillante au Midi. Le succès de l'Art dépend de l'habileté de celui qui l'exerce à connoître le côté foible des hommes avec lesquels il se trouve, de son adresse à bien saisir les passions de ceux qu'il veut surprendre, & à s'en servir comme de rênes, pour conduire les esprits à ce qu'il a intérêt de leur faire adopter.

Partout où la Jonglerie s'est présentée avec cet avantage, elle a séduit. Les Grands ont quelquefois précédé le Vulgaire dans le chemin de la séduction. C'étoit des Jongleurs, qui, dans la République la plus florissante, rendoient solemnellement les oracles des faux Dieux. Tous les Peuples ont éprouvé des traits de Jonglerie qui ont fait des époques dans leur histoire, & qui ont opéré des révolutions. Le Prophète qu'on révère à *la Mecque*, n'a dû qu'à son excellente Jonglerie, les ſuccès qui lui ont fait rendre les honneurs dûs à la Divinité.

Les Sorciers, les Partiſans de la Pierre Philoſophale & des eſprits familiers, les Auteurs des amuletes, de la poudre ſympathique, de la tranſfuſion du ſang, les Démoniaques, les Sourciers &c. on été des Jongleurs qui ont ſurpris plus près de nous la confiance de nos Pères; nous rougiſſons aujourd'hui pour eux de tout ce que la philoſophie a arraché de deſſous le voile de l'ignorance & de la ſuperſtition, tandis que la crédulité actuelle prépare autant de confuſion à la poſtérité.

Certaines Jongleries ont été d'un grand ſecours dans des circonſtances délicates, des Gouvernemens n'ont pu établir leur ſtabilité que ſur les reſſources de cet Art. A *Rome*, des Jongleurs conſervoient dans les Temples, des Divinités au nom deſquelles le Peuple ſe laiſſoit gouverner dans un ordre convenable & exécutoit tout ce que le bien Public exigeoit; on avoit tiré de la Jonglerie juſqu'à des Dieux *Penates* qu'il étoit preſcrit de ne point quitter, ſous peine de malheur, & qui attachoient par conſéquent les Romains à la Patrie; la chaſteté s'y conſervoit auſſi par le moyen de la Jonglerie.

Dans d'autres pays, des Jongleurs habiles

menoient des armées au combat, ſous la protection de certaines figures Hyérogliphiques ou de *Taliſmans*, qui devoient aſſurer la victoire; quelque Peuples ont eu des Jongleurs pour rendre les Guerriers invulnérables.

A conſidérer de près les événemens remarquables qui ont tiré leur origine de l'opinion, on ne peut les attribuer qu'à la Jonglerie. Sous ce point de vue, l'influence de cet art ſur les actions des hommes, eſt, pour ainſi dire, univerſelle. Il eſt l'auteur de mille choſes curieuſes dans leur tems, & incompréhenſibles pour nous, qui nous ont été tranſmiſes par la Fable; dans les ſiècles de la Chevalerie, il excitoit à la valeur, il prêtoit ſon ſecours à la beauté, à l'innocence opprimée; il concurroit à la conſervation des bonnes mœurs, &c.

La ſanté plus ſouvent altérée parmi nous qu'autre fois, paroît auſſi plus particulièrement l'objet de notre attention. Auſſi pour ne pas multiplier les citations étrangères à notre ſujet, nous paſſerons à la Jonglerie relative à la ſanté des hommes: ſous quelqu'aſpect qu'on en conſidère les influences dans un État, en même tems qu'elle eſt la plus attrayante; elle eſt auſſi la plus dangereuſe.

Dans un corps politique, ce n'eſt pas aſſez que les membres éclairés gémiſſent en ſecret de la crédulité des autres, il résulte une humiliation générale de l'erreur du plus grand nombre. On a nié la circulation du sang, on a cru aux noueurs d'éguillettes, aux guérisons par transplantation, on a pansé du secret, on a pratiqué la transfusion, & fait périr des malheureux accusés de sortiléges; voilà comme *il suffit d'un sot ou deux pour déshonorer une Nation* (1).

Si on considère un État par rapport aux Sciences qu'on y cultive, la Jonglerie apporte un autre préjudice à la Nation, en ce qu'elle détourne ordinairement des recherches utiles, la partie des curieux la plus active, qu'elle s'en empare, & que les autres se relâchent de leurs travaux à mesure que le Public, occupé des nouveautés, leur accorde moins d'attention. Cette désertion, que plusieurs Jongleries ont opérées en différens tems dans la Médecine, n'a jamais été aussi remarquable qu'à l'occasion de la Pierre Philosophale & du Mesmérisme.

Il y a plus de rapport qu'on ne pense entre ces deux espèces de Jongleries : l'une & l'autre ont pour but d'attirer des richesses aux Jongleurs & elles n'exigent pas une pénétration au-dessus de la commune; l'Art de faire de l'Or n'occupoit dans les siècles précédens, que des ignorans,

(1) Voltaire.

qui n'avoient rien & qui manquoient de talent, pour se procurer de l'aisance ; beaucoup de Mages ou Médecins qui avoient mal étudié, dans les mains de qui les préceptes de leur Art se changeoient en autant d'arrêt de mort & qui étoient abandonnés à cause de leur impéritie, s'adonnoient au grand Œuvre; ils espéroient corriger par-là les rigueurs de la fortune ; mais ils n'ont été que plus misérables, &, qui pis est, méprisés; le Mesmérisme ressemble réellement plus à la Pierre Philosophale, qu'on n'auroit imaginé.

L'humanité n'élève pas une voix moins puissante contre les Jongleries relatives à la santé, que l'amour-propre des gouvernemens & les découvertes utiles; mais les hommes souffrent beaucoup avant que leurs cris ayent dissuadé les partisans des Jongleurs. Ce n'est qu'après bien des catastrophes funestes que la transfusion a été proscrite, que les *pèlerinages* & les *bains de mer* ont été reconnus insuffisans contre la rage, &c. Quand même une Jonglerie ne seroit pas meurtrière par elle-même, elle le devient nécessairement, lorsqu'elle détourne les malades des secours qui pourroient les soulager, & qu'elle leur fait perdre un tems précieux pour leur application, qui est souvent irréparable.

A ces titres, le Mesmérisme mérite plus que toute autre Jonglerie, la réprobation : on a plusieurs exemples de personnes sacrifiées inhumainement au ridicule exercice du Jongleur ; son prétendu Agent occupe sérieusement des gens de l'art capables (il faut le présumer) de travailler avec fruit à des recherches solides, ou du moins d'acquérir de l'expérience ; enfin cette innovation ridiculise les François aux yeux des autres peuples, & surtout de celui qui a déjà fait justice de cet objet de leur enthousiasme, sans égard pour la personne d'un compatriote.

Ainsi la Jonglerie est presqu'aussi ancienne que le monde, & , pour ainsi dire, indispensable. Quelqu'un (1) a prétendu que le Mesmérisme lui-même jouissoit des prérogatives de l'antiquité la plus reculée ; mais on ne doit pas prendre cette assertion à la lettre ; Mesmer a été plus adroit : s'il eut mis en usage une Jonglerie déjà connue, déjà par conséquent décréditée, il n'auroit pu obtenir aucun succès ; c'est l'originalité qui distingue cet habile Jongleur, & qui lui mérite l'avantage d'être assimilé à ceux dont l'art a balancé le plus longtems le poids des vérités physiques (2).

---

(1) Traces du Magnétisme.

(2) On a appuyé le sentiment de l'Auteur des *Traces du Magnétisme*, en faisant voir l'analogie du Mesmérisme

De cet art sont sortis toutes les merveilles par lesquelles les Historiens étonnent encore aujourd'hui ceux dont l'autorité des crédules entraîne l'opinion; mais le merveilleux des Jongleries a été bien plus persuasif, quand les Jongleurs ont eu le bonheur d'être persécutés; c'est delà qu'une Dame de beaucoup d'esprit regrettoit un jour qu'on laissât Mesmer aussi tranquille : *En vérité*, disoit-elle, *il ne lui manque que d'être p. . . . . pour que sa secte triomphe.*

---

avec d'anciens principes dans lesquels on a trouvé positivement les 27 Propositions de Mesmer. Il pourroit cependant se faire que ce dernier n'eût pas pris tant de peine pour chercher son systême, qu'il n'en a fallu pour en découvrir l'origine. En matière de raisonnement, les gens d'esprit se rencontrent; mais dans les faits, ce Jongleur est à peu-près original. Il n'a pas eu la mal-adresse de copier servilement. Voici la marche que le phénomène a suivi dans son esprit.

II.

Origine du MESMÉRISME, *ou Histoire de diverses Jongleries de la même espèce.*

MESMER, en étudiant la médecine, a lu cette sentence de *Galien : Ille plures sanat de quo plures confidunt* (1). *La Mothe le Vayer* lui a appris que le plus souvent la santé du malade dépend de la bonne opinion qu'il a de celui qui le traite (2); il sait la sage réponse de J. J. *Rousseau* à qui on proposoit un Médecin, & qui vouloit *que la médecine vint seule le visiter ;* d'après cela, l'empressement d'acquérir la confiance de beaucoup de personnes pour en guérir un plus grand nombre, de donner une opinion de lui à ses malades, supérieure à celle qu'ils ont communément des Médecins, & d'isoler sa Médecine, afin de la préserver du reproche d'être assujettie à ses caprices, a conduit son génie dans un sentier écarté des chemins connus, sous les auspices d'une cupidité peu commune.

« Telle est la marche de l'esprit humain, dit

(1) Plus on a de Malades, plus on en guérit.

(2) Des Remèdes.

» M. le Comte de *Buffon*, que lorſqu'il eſt une » fois frappé de quelqu'objet rare & ſingulier; il » ſe plaît à le rendre plus ſingulier encore, en » lui attribuant des propriétés chimériques & » ſouvent abſurdes ». Delà *Meſmer* n'a étudié la Médecine que pour apprendre des choſes propres à piquer l'eſprit humain par la rareté & la ſingularité des objets qu'il vouloit employer à guérir.

Pour mieux exécuter ſon projet, il s'eſt propoſé des modèles ; l'Hiſtoire de l'art de guérir en fourmille; il a cherché parmi les hommes qui l'ont précédé dans la carrière de la Jonglerie, celui qu'il pourroit copier avec le plus d'avantage, aidé des lumières de ſon ſiècle, de beaucoup de fineſſe dans le diſcernement des choſes capables de ſéduire, & d'un grand fond de hardieſſe & de ſang-froid, pour remplir méthodiquement toutes les formalités extraordinaires qu'exigeroit le ſyſtême qu'il auroit embraſſé.

Dans ſes recherches il a trouvé mille moyens de ſe diſtinguer ſur les traces de bien de grands hommes; mais la plûpart n'étoient guères dignes de confiance aux yeux de la génération actuelle, & il n'y fut pas pris; il rejetta les *guériſons homériques*, ainſi appellées, parce qu'elles conſiſtoient pour tout remède, à mettre le quatrième Livre de l'*Iliade* ſous la tête du malade :

Mœoniæ Iliadas quartum ſuppone timenti.

Le remède de *Caton* contre les luxations (1), qui se fait en prononçant *donata-daries dardaries astaraties*, lui parut aussi ingrat; il ne se décida pas plus pour les mots de *Marc Varron*, qui enlevoient les douleurs de goutte, ni pour le secret de *Servilius Novianus*, qui guérissoit les maladies de l'œil, en faisant porter au cou un billet sur lequel il avoit écrit les deux lettres grecques *a* & *r*, *alpha* & *ro*.

Le fils d'*Autolius*, de qui la parole arrêtoit le flux de sang, & l'Empereur *Adrien* qui, selon *Cœlius Aurelianus* (2), faisoit sortir l'eau du ventre des hydropiques, en les touchant du bout du doigt, n'étoient pas à ses yeux des Jongleurs plus dignes du siècle dans lequel il auroit voulu rajeunir leurs découvertes. La grande réputation & la fortune prodigieuse que *Serenus Sammonicus* s'étoit acquise à Rome, du tems de l'Empereur *Sevère*, ne purent même l'entraîner dans le parti de son hyérorogliphe admirable contre les fiévres.

A B R A C A D A B R A
B R A C A D A B R
R A C A D A B
A C A D A
C A D
A

(1) *De Re rusticâ*.

(2) Chronic. I.

Les Jongleries par les pierres précieuſes excitoient ſon admiration, auſſi bien que les charmes, les Taliſmans, les ſortiléges dont il lut mille Hiſtoires curieuſes ; ici les Savans *Agricola* & *Cardan* (1), lui offroient le préſervatif contre toute ſorte de poiſons, pour ceux qui porteroient les larmes épaiſſies d'un cerf ou ſes dents ; là, *Arnaud de Villeneuve* lui enſeignoit le moyen infaillible de conſerver la chaſteté, en portant habituellement un couteau dont le manche ſeroit fait avec *l'agnus caſtus*.

Ailleurs on lui vantoit les pierres les plus tranſparentes qui ſe trouvent dans les ventricules de l'autruche, portées au cou, pour procurer de bonnes digeſtions ; la tunique intérieure du géſier du même oiſeau pour ranimer le tempérament affoibli, & exciter à l'amour ; la préſence de la pomme de *Mandragore*, pour provoquer le ſommeil (2) ; &c. Il lut d'admirables choſes ſur les *Bézoards*, tant animal que minéral, & principalement ſur les inſignes propriétés de celui qui ſe trouve dans l'eſtomac d'un vieux bouc ſauvage & qui eſt une concrétion graduelle de ſes poils

---

(1) *De Subtilitate.*

(2) *Levinus Lemnius*, *Herb. Bibl. Cap.* 2.

qu'il avale en ſe lêchant ; mais où le trouver ?

Si Meſmer a parcouru les Ouvrages *d'Œtius*, de *Marcellus*, *Pline*, *Theophraſte*, *Trallian*, *Delrio*, *Maxwel*, *Pecklin*, *Pierre d'Apono*, *Gaffarel*, *Naudé*, *Mizault*, *Scot* (1), *Albert-le-Grand* (2), &c. ils ont dû, ſinon lui fournir le trait de Jonglerie qu'il a adopté, du moins lui en préſenter beaucoup d'autres capables de plier ſon eſprit à tout ce qu'il lui falloit faire pour réuſſir dans cet Art; l'autorité de tous ces Jongleurs, ou qui étoient les Hiſtoriens des Jongleurs de leur tems & leurs Partiſans, étoit ſurtout faite pour flatter ſes eſpérances, en lui montrant combien la crédulité eſt infaillible.

A meſure qu'il découvroit une nouvelle Jonglerie, qui avoit eu quelque crédit, il ſe perſuadoit qu'on ne ſeroit plus incrédule à ſon égard; il s'extaſia à la vue des ſuccès de la méthode de guérir les bleſſés en les *panſant du ſecret*; il admira ce fameux onguent inventé par *Paracelſe* (3), & compoſé de la mouſſe qui s'attache

(1) *De Secretis Naturæ.*

(2) *De mirabilibus Secretis.*

(3) *De Philoſophiâ occultâ.*

au crâne des Pendus, de graiſſe humaine & d'ours mâle, mêlées avec d'autres ingrédiens ; il conçut comment un tel mélange, préparé tandis que le ſoleil eſt au ſigne de la *balance*, & appliqué tous les jours ſur le fer qui a fait la plaie ou ſur un autre qui y aura été introduit, la guérit infailliblement, quand même ce panſement ſe feroit à cent lieues du bleſſé.

Baptiſte Porta, *Tollius*, *Servius*, *Sennert*, *Goclenius*, *Vanhelmont*, le Chancelier *Bacon*, les Jéſuites *Lana* & *Kirker*, *Charles Sorel*, ſurnommé *de Lille*, & M. *Loiſel*, Médecin d'un de nos Rois (1), autoriſoient de leurs ſuffrages l'inclination de Meſmer pour cette merveille ; mais elle n'étoit pas propre à un aſſez grand nombre de maux pour ſa cupidité. Il auroit pu débiter un autre onguent fait le vendredi, avant le lever du ſoleil, dont le ſuccès eſt aſſuré pour rendre invulnérables toutes les parties du corps qui en auroient été ointes ; mais il étoit plus diſpoſé à s'occuper de maladies internes, que de l'application de la main.

Meſmer vit beaucoup d'autres choſes ſurprenantes dans ce dernier genre. Que ne trouva-t-il pas ſur

(1) *Mag. Nat. De Magnet. Vuln. Cur. Sylva Sylvarum*, *cent. X. Philoſoph. Nat. Lib. 2. Secret. Aſtrolog. Mund. Subterran.*, &c.

la guérifon des maladies par *tranfplantation? Borelli* & *Hoffmann* l'autorifoient à faire coucher fes Malades avec des animaux, pour enlever les douleurs. On verra dans la fuite comment le nouveau Jongleur profita de cette ouverture, pour perfectionner l'Art, en y couchant lui-même.

Panarole (1) l'exhortoit à guérir les Hydropiques, en attachant les ongles de leurs pieds & de leurs mains fur le dos d'une écreviffe, & en la jettant enfuite dans la rivière. *Balthafar Wagner* lui propofoit de faire paffer l'inflammation des yeux dans un morceau de racine de guimauve cueillie lorfque le foleil eft dans *virgo*, & attachée à la nuque.

L'Auteur de l'*Unguentum Magneticum* lui vantoit encore fa *Mumie* contre la fièvre & la jauniffe (2). Ce remède fouverain confifte à mettre du fang des Malades dans des coquilles d'œuf qu'on a vuidées, à les faire couver en cet état fous une poule, & à donner enfuite ce fang à manger à un chien. Il y eut jufqu'à *Maupertuis* qui voulut lui perfuader à Vienne de guérir les maladies, en enduifant les Malades de poix réfine (3).

---

(1) *Fafcicul. Arcan. I, pag. 210.*

(2) *Paracelfe de Lampade Vitæ.*

(3) Mém. pour fervir à la Vie de Voltaire.

Robert Flud (1) lui expoſoit avec enthouſiaſme les ſuccès d'un Gentilhomme Anglois, qui faiſoit métier de guérir pluſieurs maladies, & ſur-tout la jauniſſe, quoique le Malade fût éloigné de lui de pluſieurs mille, pourvu qu'il eût de ſon urine. Il mêloit cette urine avec des cendres de bois de frêne; il en formoit 3, 7 ou 9 petites boules. Il faiſoit un trou au haut de chaque boule; il y mettoit une feuille de ſafran, & il le rempliſſoit de la même urine. Ces boules, en ſe deſſéchant, guériſſoient le Malade.

Un autre Anglois que Meſmer auroit pu imiter, nommé *Rumelius Pharamundus*, guériſſoit ainſi la goutte & la gravelle. Il prenoit des ongles des pieds & du poil des jambes des Malades, les mettoit dans un trou percé dans le tronc d'un chêne juſqu'à la moëlle, bouchoit le trou avec une cheville faite du même bois, couvroit le deſſus avec du fumier de vache, & donnoit ainſi tout le mal à l'arbre, ſans en excepter la rétention d'urine.

Cette Jonglerie médicale avoit eu des Partiſans recommandables. *Thomas Bartholin*, premier Médecin de la Cour de Copenhague, avoit écrit en faveur de la tranſplantation des maladies contre *Herman Grube*, Auteur d'une Diſſertation critique

(1) *Philoſoph. Moſaic. lib. 2, fol. 110.*

de ce phénomène. Ainsi Mesmer auroit pu la renouveller sans beaucoup se compromettre. Il auroit eu à son appui une infinité d'exemples des maladies transplantées, & il n'auroit pas oublié de faire valoir leur transplantation citée par *Bartholin* (1), au moyen de laquelle des démons passèrent du corps des possédés dans des pourceaux.

Mais une doctrine aussi compliquée épouvanta Mesmer. Il ne vouloit pas charger sa mémoire de plusieurs recettes. Il n'en desiroit qu'une; mais il vouloit qu'elle fût propre à tous les maux.

Il se seroit fort accommodé de quelque chose qui auroit ressemblé à la *poudre de sympathie*, au moyen de laquelle un Jongleur adroit (le Chevalier *Dighbi*) étoit parvenu à s'illustrer & à s'enrichir. Il faisoit tremper un petit morceau de linge teint du sang des Malades ou du pus des plaies, dans une dissolution de poudre de vitriol, & les maladies se guérissoient pendant l'infusion.

Rien n'étoit plus aisé à imiter. On comptoit mille cures opérées par ce remède, quoiqu'on n'en citât aucune. Son Auteur s'étoit fait des Partisans nombreux, du plus grand poids, & aussi zélés que le Moine *Hervier*, & d'autres sont ceux de Mesmer. Cependant le nouveau Jongleur sentit que

(1) *Cent 3, Obs. 56.*

le moment de l'infaillibilité de cette Jonglerie étoit passé. Il ne jugea pas à-propos de la reproduire. Il ne retint de Dighbi que le raisonnement (1), qui est celui de la plûpart des Jongleurs qui l'avoient précédé, y fit de très-légers changemens (2), & s'expliqua mystérieusement, de manière à faire soupçonnerque c'étoit la poudre sympathique, qui occupoit la capacité de ses baquets.

Le renouvellement d'une superstition qui avoit fait du bruit en Allemagne sous les yeux de Mesmer, décida son choix. La Jonglerie du Prêtre *Gassner* fut son fait. Elle mit fin à ses recherches. Il adopta sa manière de guérir, en touchant. Il attribua cette vertu surprenante de l'Ecclésiastique à une propriété naturelle qui se trouvoit en lui (3). Il se donna, comme de raison, la même propriété;

---

(1) « Que toute la sphère de l'air est remplie de lumière. » (Mesmer dit *de Magnétisme*) : — Que l'air enlace tous » les corps du monde. — Que ses parties très-déliées sont » dans chaque corps. — Que ces parties en entrant, en » sortant & en passant au travers des corps, sont la cause » des changemens qui y arrivent. — Qu'en excitant l'action » de ces parties, on excite ces changemens. — Que d'une » certaine manière de les exciter, dépend le rétablissement de » la santé ».

(2) Mesmer justifié, pag. 33 & suiv.

(3) Mém. sur la Déc. du Magnét. animal, pag. 36.

& ſans le ſecours des connoiſſances qu'il auroit pu tirer pour le nouveau rôle qu'il alloit jouer, de *Michel Medina*, de l'Anglois *Greatrakes* (1), & de l'enfant de *Salamanque* (2), qui ont exercé la même Jonglerie avec le plus grand ſuccès, il parvint à guérir par l'attouchement.

Il perfectionna même cette méthode ; au lieu d'appliquer groſſièrement la main entière ſur les parties malades, il découvrit la manière de réuſſir, en n'approchant qu'un doigt ou une baguette de fer, à l'exemple de *Circé* la Magicienne, dont les geſtes *changeoient les hommes en bêtes* (3), & qui faiſoit une infinité de prodiges. Il y ajouta encore dans la ſuite une élégance qui avoit été inconnue à la Jongleresse Grecque; il ne touchoit point ; ſa vertu opéroit à des diſtances auſſi éloignées que la portée des ſens.

Ces gentilleſſes finement adaptées à la Jonglerie du déſintéreſſé Gaſſner, qui n'avoit pas été perſécuté, ſuſcitèrent des tracaſſeries à Meſmer, qui ne jongloit que pour de l'argent; mais il punit ſon ingrate patrie par ſon abſence. Il parcourut pluſieurs Villes d'Allemagne, ſans rencontrer dans

---

(1) Pechlin, Obſ. 31.

(2) Lettre ſur le Secret de Meſmer, pag. 20.

(3) Odyſſ. 10, Ænéid., 7, Métamorph. 17.

aucune, des hommes aſſez bons pour faire cas de ſa découverte. Il vint à Paris ; il y ſuccéda à un Jongleur de la rue *des Moineaux*, qui guériſſoit les Malades en les touchant, & qui avoit, comme Meſmer à Vienne, reçu de la Police, le conſeil de ne plus rendre ſes compatriotes les témoins de ſes miracles (1).

A plus d'un égard, cette circonſtance n'étoit pas très-favorable à Meſmer. Mais c'étoit un autre Jongleur que celui de la rue des Moineaux, qui avoit eu la mal-adreſſe de parler bon François, & de ne pas donner un nom à ce qu'il mettoit en uſage pour guérir. Tout, au contraire, concourut au ſuccès de la Jonglerie du nouveau venu.

La perte de pluſieurs Médecins diſtingués avoit fait ſenſation, quoiqu'il y en eut encore pluſieurs ; de malheureuſes diſſentions diviſoient ceux qui reſtoient ; les gens malades par état, étoient allarmés par la crainte de ſouffrir de leur méſintelligence ; Meſmer paroiſſoit ſeul contre tous, mais il promettoit de tout guérir ; & comment ? Par des moyens délicieux, enchanteurs, qu'il ſubſtituoit aux ſecours déſagréables de la Pharmacie.

D'autre côté, tout le monde étoit occupé de Phyſique & de Chymie ; c'étoit ſur-tout les per-

---

(1) Miracles de Meſmer, pag. 9.

ſonnes les moins éclairées qui raiſonnoient de ces ſciences avec le plus de bruit ; on étoit paſſionné par la préſence de *Francklin*, pour le fluide électrique ; *Comus* attiroit une multitude de Spectateurs aux merveilles qu'il opéroit par le moyen de l'Aimant ; la poudre d'*Ailhaud* perdoit de ſon crédit ; aucun procès ſcandaleux ne faiſoit époque ; le Jongleur *Caglioſtro*, âgé de 200 ans, n'avoit pas encore paru, & c'étoit un peu avant la navigation aërienne.

Profitons, dit en lui-même Meſmer, de cette conjoncture ; mettons au jour une idée hardie, faite pour étonner & entraîner en même tems ; ſubſtituons à l'air ou à la lumière de Dighbi (1), à la vertu pure & ſimple du bon Gaſſner (2), un agent qui paſſe pour tenir de l'*Electricité* & du *Magnétiſme*, mais qui ne puiſſe être pris ni pour l'un ni pour l'autre ; ſans quoi les Sçavans m'en auroient bientôt dépouillé ; pour ne pas être compromis, faiſons-le exiſter dans un lieu inacceſſible aux ſens : dans moi-même ; qui ira y voir ? Appellons-le *Magnétiſme animal*, & ſur-tout faiſons en un remède univerſel.

Attribuons-nous la propriété excluſive de le

---

(1) Voyez pag. 21, Not.

(2) Voyez pag. 21.

faire servir aux guérisons; insinuons seulement, pour ne pas paroître absurde, que tous les hommes sont également doués de la même vertu; ce systême est fait pour flatter la vanité, & pour exciter, dans bien des personnes, le desir de connoître en eux une faculté nouvelle; les Physiciens ne me croiront pas, sans doute; mais ce n'est pas d'eux que les Jongleurs attendent la fortune, & ils ont ici peu de crédit.

C'est au vulgaire, ajouta-t-il, qu'il importe de faire adopter ma nouvelle doctrine; pourquoi lui répugneroit-elle? Ne fournira-t-elle pas une belle matière, bien nouvelle, aux conversations? Ne ranimera-t-elle pas avec avantage la langueur de la plûpart des cercles? Ne débute-t-on pas dans tous par demander à chacun des nouvelles de sa santé? Me voilà donc d'emblée sur le tapis. Ce sera à qui ébruitera le premier mon phénomène, & ceux qui l'auront ébruité, par amour-propre, ne seront-ils pas obligés de le défendre contre la censure, de le préconiser?

Que pourroit-on trouver d'incroyable dans le Mesmérisme? N'y a-t-il pas à *Hambourg* un Comte *de Saint-Germain*, parlant mauvais Allemand, qu'on croit âgé de deux mille ans, qui a beaucoup connu J. C. & qui a bu avec lui aux nôces de *Cana* de l'eau qu'il avoit changée en vin? (1)

(1) Esprit des Journaux, Juillet 1784, pag. 386.

Ainſi parla Meſmer ; & il ſe mit à établir qu'il n'y a *qu'une nature*, *qu'une vie*, *qu'une ſanté ;* d'où il conclud qu'il ne devoit y avoir qu'*une maladie*, qu'*un remède*, qu'*une guériſon ;* enſuite il raiſonna ainſi : « La Nature ſubordonnée à l'impulſion qui » lui a été donnée par la main créatrice, porte » en nous, par mille canaux divers, l'action de la » vie; ſon libre cours conſtitue la ſanté ; ſon dé- » rangement ou les obſtacles à ce cours, forment » les maladies ; & quoique les maladies ayent reçu » différens noms, la cauſe en eſt unique. *Or*, » rendre à la nature ſon véritable cours, voilà la » ſeule médecine qui puiſſe exiſter ; *donc* je ſuis » propriétaire de cet agent récupérateur de l'im- » pulſion donnée par la main créatrice ; *donc* cet » agent eſt le *magnétiſme animal ; donc* tous les » remèdes uſités depuis que la Médecine exiſte, » n'ont obtenu du ſuccès qu'en ce qu'ils ont » ſervi de conducteurs au Magnétiſme ». Ne voilà-t-il pas qui eſt clair ?

I I I.

Procédés du MESMÉRISME.

DANS le principe, Meſmer n'employoit pour ſes attouchemens qu'une petite barre de fer de la grandeur d'un crayon de poche ordinaire, ou l'index, ou le pied, ou la main; c'étoit, ſelon lui, les conducteurs de ſon fluide, ou les guides par le moyen deſquels il conduiſoit ce prétendu fluide dans les malades pour y rétablir l'équilibre du leur; ſes attouchemens n'avoient même pas beſoin d'être immédiats; un eſpace entre le conducteur & la peau, le ſoulier qui couvre le pied, les habits de laine ou de ſoye, n'étoient pas des obſtacles à l'intromiſſion; la communication avoit également lieu par la réflection des glaces, par l'intermède de l'air, de l'eau, de la terre, par la vibration des ſons.

Il meſmériſoit ſans appareil apparent, ſon fluide étoit en lui; on ne voyoit que le conducteur; il voyageoit avec le Meſmériſme, ſans qu'il s'évaporât dans le tranſport; quelquefois il ſe mettoit au lit avec ſes malades pour accélérer l'influence (1);

---

(1) Réponſe d'un Médeçin, &c., pag. 97. Miracles de Meſmer, pag. 13.

ſi les Médecins avoient eu leurs cheveux, il auroit vraiſemblablement pris perruque ; cette raiſon fit que les cheveux furent néceſſaires pour meſmériſer (1) ; enfin il donnoit à ſes opérations tout l'air myſtérieux qu'exigeoit une Jonglerie de cet intérêt.

A cette époque le Meſmériſme étoit peu remarqué, une ou deux têtes exaltées ſeulement, ſe trompoient ou vouloient tromper en embraſſant le parti de cette nouveauté ; mais bientôt l'intérêt augmenta & la recette devint honnête ; Meſmer ne pouvant ſuffire à toucher tous les malades qui ſe préſentoient, initia ſon Valet *Antoine*, Garçon, diſoit-on, fort intelligent, qui s'acquittoit au mieux, à ce qu'on aſſûre, de ſon emploi, ſurtout auprès des Dames (2).

Pour ſoutenir cette bouffée de vogue, on eut recours à un appareil, à quelque choſe qui ſentit un peu ſon merveilleux ; on conſtruiſit des baquets; il faut lire ce que c'eſt qu'un baquet (3); la poſtérité admirera cette précieuſe invention : un grand vâſe couvert myſtérieuſement, préſente pluſieurs petites barres de fer, dont une extrémité eſt ren-

(1) Meſmériade, Chant II, Not.

(2) Meſmer juſtifié. (Ouvrage très-délicatement écrit, & fort de choſes), pag. 10.

(3) Ibid., pag. 18 & ſuiv.

fermée dans le vâſe, & l'autre s'élève & offre aux malades le fluide récupérateur ; on ſe met une de ces dernières extrémités ſur le creux de l'eſtomac ou ſur les parties malades pour ſoutirer le fluide du baquet qui en eſt un réſervoir.

Le fluide de Meſmer n'étoit déja plus propre & perſonnel à ſon individu, il avoit imaginé cet expédient pour ſe diſpenſer de toucher tant de monde, & pour ſoulager un peu ſon pauvre *Antoine* ; il s'occupoit pendant les ſéances du baquet, à contempler les merveilles de la Nature, à perfectionner ſon ſecret, qui étoit pour lui la Pierre Philoſophale, & à jonglèr en Ville.

On n'admettoit aux traitemens que des perſonnes dont le fluide étoit dérangé & à qui le Meſmériſme devoit le rétablir, d'une manière ſenſible ; mais par des circonſtances qu'on ne peut attribuer qu'au caprice du remède, il rattoit la plûpart des malades ; quelques ſujets ſeulement paroiſſoient éprouver des révolutions ; c'étoit toujours les mêmes perſonnes, elles étoient de la ſociété intime de Meſmer, & leurs ſenſations apparentes étoient conſtamment les mêmes & comme de pure imitation. Alors on conçut davantage ce que le Jongleur avoit avancé, que, pour éprouver des ſenſations, il falloit avoir de la foi.

La perſuaſion ne faiſoit pas encore de grands progrès, faute de guériſons bien évidentes, précédées de maladies bien conſtatées ; mais Meſmer uſa d'un autre ſtratagême, il augmenta l'attention par des merveilles, les perſonnes habituées au baquet, donnèrent le ſpectacle des plus violentes convulſions, & on les attribuoit au Meſmériſme ; Meſmer meſmériſa ſa canne (1), un horloge (2), des arbres (3), un livre, un ſopha ; il menaça de meſmériſer la lune. Les mêmes perſonnes en regardant toutes ces choſes, tomboient en convulſion ; on fut obligé de préparer un appartement de ténèbres, garni de matelats pour contenir les actrices de ces grandes pièces.

Les ris immodérés, les pleurs, les chants, la déclamation qui paſſoient pour involontaires, aiguillonnèrent la curioſité ; à ces ſpectacles, on ajouta des concerts, le ſon de l'*harmonica*, du *Piano-Forte*. Le moyen de ne pas croire qu'il ſe paſſoit des choſes extraordinaires chez Meſmer ! Comment ne pas y courir, puiſqu'on n'avoit plus le *Coliſée* ? Et comment ne pas ſe perſuader que toute choſe extraordinaire eſt un excellent remède ?

---

(1) Meſmer juſtifié, pag. 22.

(2) Ibidem, pag. 25.

(3) Ibidem, pag. 26. Meſmériade, pag. 4.

On tira parti de tout, des tableaux allégoriques (1), représentant des sujets séduisans, firent plus de sensation qu'on ne pense. Combien de fables accréditées par les tableaux & la musique (2)!

---

(1) Mesmer justifié, pag. 27.

(2) Il suffit d'en citer un exemple du XIIIième Siècle: *Scokius* raconte dans son *Historia Hamelensis*, qu'à *Hamelem* sur le Weser, dans la basse Saxe, les Habitans étoient tourmentés en 1284 d'une quantité si surprenante de rats & de souris, qu'il ne leur restoit pas un grain qui n'en fût endommagé. Sur ces entrefaites, un Étranger (un Jongleur) arriva dans la Ville, & s'offrit de chasser ces animaux moyennant une somme. On conclut le marché. L'Étranger tira de sa gibecière une flutte dont les sons attirèrent les rats de toutes parts. Ils le suivirent en plein jour jusqu'au Weser, où il entra en relevant ses habits, & où les animaux qui le suivoient toujours, furent tous noyés. Le Jongleur demanda son salaire: on lui manqua de parole. Pour s'en venger, il revint le lendemain jouer d'une autre flûte, qui attira après lui tous les enfans de la Ville, depuis quatre ans jusqu'à douze, au nombre de 130, & il les emmena si loin, qu'on n'en a jamais entendu parler depuis. Or cette anecdote n'est parvenue à la connoissance des Historiens, que par un tableau qui représentoit l'événement sur la porte de la Ville, appellée *la Neuve*, où l'on voyoit encore, il y a cent ans, cette inscription:

Centum ter denos cùm magus ab Urbe puellos
Duxerat antè annos CCLXXII condita porta fuit.

Ainſi donc l'admirable Meſmer, l'intérieur admirable de la maiſon de Meſmer, & les choſes admirables qui ſe paſſoient chez Meſmer, tout étoit très-différent des Médecins de la Capitale, & de la ſimplicité qui les environne.

On s'efforçoit d'exciter le moral des malades à agir ſur le phyſique, pour opérer des changemens qui ſerviſſent au moins de prétexte; on annonçoit avec appareil aux foibles qu'ils alloient reſſentir de grands effets; qu'ils alloient eſſuyer des *criſes;* la plûpart étonnés ſeulement, ne reſſentoient rien. Cependant ſe trouvoit-on mal au baquet par la gêne de l'attitude, par des douleurs que le remède n'augmentoit pas, mais qui continuoient, par l'ennui, par l'impatience, par la honte? c'étoit le Meſmériſme; une jeune perſonne rougiſſoit-elle, lorſque les attouchemens d'Antoine ou d'un autre Jongleur étoient immédiats & faits dans un certain ſens, d'une certaine manière? c'étoit le Meſmériſme; c'étoit encore le Meſmériſme auquel on attribuoit l'effet des remèdes internes que Meſmer gliſſoit adroitement dans l'occaſion (1).

Malgré tout ce travail, comme perſonne n'étoit guéri chez Meſmer, excepté ceux qui avoient de la foi, la Jonglerie manquoit ſon but, & la

(1) Magnétiſme animal dévoilé, pages 5 & 6.

recette

recette étoit médiocre; le bon ſens qui jette de tems en tems des étincelles au milieu des ténébres de l'erreur, la durée de la même choſe, quelques brochures en éloignoient; le Jongleur perdoit tout, excepté la tête; il tira des circonſtances un moyen de recueillir ce que la pratique du Meſmériſme lui avoit refuſé; il propoſa de céder cette précieuſe découverte; on admira cet acte de généroſité, mais encore plus celle des Amateurs qui ſe préſentèrent.

Quelques-uns ont taxé à cette occaſion Meſmer d'inconſéquence; mais les gens ſenſés n'ont aſſurément rien vu que de très-conſéquent dans ſa conduite : il avoit refuſé, dit-on, de communiquer ſon ſecret au Gouvernement, ſous prétexte que ſon agent lui étoit excluſivement perſonnel; enſuite il l'avoit tranſmis à Antoine ſon ſubſtitut; enſuite un Médecin moins ingénieux & plus ſubtil le lui avoit dérobé, enſuite il le mettoit à l'encan; pour trouver là de l'inconſéquence, il faut bien avoir envie de s'appeſantir ſur des misères.

Enfin ce ſecret fut cédé à quarante huit perſonnes, auxquelles Meſmer promit, foi de Jongleur, qu'elles ſauroient guérir auſſi bien que lui, lorſqu'il les auroit endoctrinées; chacun des élus céda de ſon côté *cent louis* pour acquérir le préſervatif de toutes les maladies, le remède de toutes les maladies pour lui & tous ceux qu'il voudroit en gratifier. Le Marchand en avoit refufé davantage du Gouvernement ; mais il facrifia le furplus, comme il avoit facrifié le plaifir de vivre dans fa chère patrie, à l'amour d'être utile à des Etrangers.

On s'eft écrié contre un pareil défintéreffement ; on a eu tort ; pour rejetter les offres brillantes d'un grand Miniftre, *Mefmer* avoit d'excellentes raifons, & il ne tarda pas de mettre le Public dans fa confidence. Des murmures s'élevèrent parmi fes elèves ; il ne leur enfeignoit point ce qu'il leur avoit promis ; il cherchoit bien à les éblouir par des raifonnemens fpécieux, à leur en impofer par la cérémonie pompeufe de leur réception (1), par leur aggrégation à une *Société d'harmonie* (2) ; mais il s'étoit répété tant de fois, qu'on le favoit par cœur, & des formalités puériles n'étoient pas à leurs yeux une fcience ; ils vouloient avec jufte raifon du folide, comme les cent louis qu'ils avoient donnés.

Cependant les Elèves paffoient une partie de leur vie au baquet, à fucer, pour ainfi dire, le *Mefmérifme ;* ils en fortoient imprégnés, ils répandoient ce baume invifible dans les individus qui

---

(1) Hift. du Magnétifme, pages 23 & fuiv.

(2) Lettre de M. le le Marquis de Puyfégur. Soiffons.

venoient demander du ſoulagement; ils le portoient au-dehors, & s'en ſervoient au lit des malades; ceux d'entr'eux qui étoient Médecins, & qui n'étudioient que pour devenir d'auſſi habiles Jongleurs que *Meſmer*, ne l'employoient que pour la forme, ils en conviennent (1); ils traitoient les malades ſelon le peu de médecine qu'ils ſavoient; les autres, qui vouloient que le Meſmériſme fit tout, comme on le leur avoit promis, & dans les mains deſquels il ne faiſoit rien du tout, témoignèrent du mécontentement; on eut alors des ſcènes différentes de celles de la muſique & des convulſions; on entendit d'autres épithètes que celle de *divin* qu'on avoit quelquefois prodiguées au Jongleur; on vit clairement qu'il avoit fait des duppes, & qu'on avoit payé la leçon.

La plûpart de ces Élèves firent aiſément le ſacrifice de l'argent & du tems qu'ils avoient perdu; mais il n'en fut pas de même de tous; ils avoient eu le deſſein de placer cette ſomme à intérêt, ils perſiſtèrent dans leur réſolution. Les Habitans de *Malthe*, *Bordeaux*, *Breſt*, *Rochefort*, *Amiens*, *Lyon*, *Beſançon*, *Verſailles*, ſans compter les Partiſans du Baquet de la rue *Vivienne*, à Paris, virent ſe former de nouveaux atteliers de Meſmériſme, dont

(1) Magnétiſme animal dévoilé, pag. 26.

ils ne furent pas longtems à connoître le ridicule; par-tout l'amour-propre révolté des personnes qui ont été duppes de leur confiance, ont jetté cette Jonglerie dans le discrédit.

I V.

Cures opérées par le MESMÉRISME.

LE Mesmérisme une fois connu par son origine, & par les procédés de son Auteur, tant avec ses Malades, qu'avec ses Élèves dans l'Art de la Jonglerie, il ne reste plus qu'à achever l'examen par l'exposition des guérisons dûes à ce phénomène. C'est le seul moyen de fixer le jugement sur cette nouveauté. Assez de malades ont parlé; assez d'autres ont été condamnés à un éternel silence; assez de personnages instruits & impartiaux ont établi là-dessus des résultats, pour qu'ils ne soient point douteux.

Il est de fait qu'on ne citera pas une seule personne atteinte d'une maladie grave, bien constatée, guérie par le Mesmérisme, aidé même du secours de la Pharmacie, qu'on ne néglige pas de lui ajouter.

Qui pourroit entreprendre de s'élever contre ce témoignage irréprochable des faits? Sera-ce feu M. *Court de Gébelin*, l'Apologiste du Mesmérisme (1), & le Martyr de sa crédulité ? Feu M. *Bourgade* (2) ? Feu M. *Cochin* (3) ? Feu M. *L. R.* (4) ? Feu M. *l'Échevin* de Versailles ? Feu M. *de Ruz....* (5) ? Feu Madame la Duchesse *de Chaulnes*, & Madame *de la Corée* (6) ? Feu Madame *Poissonnier* ? Feu Mesdames *de Caquerey*, *de Saint-Surin*, & un Soldat paralytique à Rochefort (7) ? Feu Madame la Marquise *de Fleury* ? Feu Mademoiselle *Busson* ? &c. &c.

Sera-ce l'Épouse de l'Avocat du Fauxbourg St-Honoré (8) ? Ou le Libraire que la Pharmacie a guéri, comme il l'auroit été sans le secours du Mesmérisme (9) ? Ou la Dame accouchée par Mesmer, comme toute autre femme accouche (10) ? Ou l'Auteur du *Magnétisme animal dévoilé*, qui a le courage de confesser lui-même comment il a été dupe ?

Sera-ce des personnes qui, comme le P. *Her-*

---

(1) Lettre de l'Auteur du Monde Primitif.

(2) Mesmer justifié, pag. 30.

(3) Ibid. pag. 32.

(4) Magnétisme animal dévoilé, pag. 9.

(5) Observation de M. de Bouzeis. Paris.

(6) Mesmer justifié, pag. 32.

(7) Lettre sur le Secret de M. Mesmer, pag. 16.

(8) Magnétisme animal dévoilé, pag. 16.

(9) Ibid. pag. 7.

(10) Ibid. pag. 23.

vier, ſe portent bien depuis qu'elles ont eu recours à la Jonglerie, & qui n'avoient pas été malades auparavant (1)? Sera-ce celles dont Meſmer a cité les cures miraculeuſes, mais ſans nommer les maſques, & pour cauſe (2)? Ou bien ſera-ce celles qu'il a priées, dit-on, en payant, de feindre d'être malades, à l'exemple du Jongleur du coin, qui eſcamote leſtement avec la pointe mouſſe de ſa large épée, une dent de la bouche d'un manant qu'il a fait approcher de ſa monture pour un petit écu?

Si aucun de ces Perſonnages n'eſt propre à défendre le Meſmériſme contre le témoignage précédent des faits, à qui faudra-t-il avoir recours? A Meſmer lui-même & à *Delon*, qui ſe ſont guéris réciproquement (3), puis vanté réciproquement, puis injurié réciproquement par des motifs que le profane Vulgaire ne doit point pénétrer, & qui ont continué de jongler ſéparément, comme à l'ordinaire?

Faudra-t-il interroger les Médecins Jongleurs qui imitent Meſmer, (4) eſpérant de ſortir de

(1) Meſmer bleſſé, pag. 6.

(2) Miracles de Meſmer, pages 10 & ſuiv.

(3) Ibid. pages 18 & 19.

(4) Pluſieurs qui ne ſeroient peut-être pas bien aiſe qu'on les nommât.

l'obſcurité par la charlatannerie ? Les Chirurgiens (1)? Les Accoucheurs (2)? Ou bien les Elèves Jongleurs, qui ne ſont pas Médecins, & qui ont perdu avec Meſmer cent louis & leur tems (3)?

Sera-ce enfin l'autorité, le nombre & le poids des Partiſans du Meſmériſme, qui empêcheront qu'on en croye les faits ? N'a-t-on pas vu la crédulité de très-graves Perſonnages de l'Antiquité, excitée par des Jongleries moins abſurdes & moins pernicieuſes (4).

---

(1) Gazette de Santé, 27 Janvier 1782.

(2) Magnétiſme animal dévoilé, pag. 23.

(3) Hiſt. du Magnétiſme, pag. 19.

(4) Voyez l'Article II.

V.

Causes de la crédulité au Mesmérisme.

Le Mesmérisme présenté comme on l'a vu d'abord, devoit attirer beaucoup de Spectateurs dans un pays où tout est spectacle, où la conversation roule beaucoup sur les Spectacles, & où l'on a, pour ainsi dire, épuisé rout ce qu'il y avoit à dire sur les plus connus. L'air du Jongleur, ses manières, son ton d'assurance, ses expressions germanisées, l'attrait de la Musique, & surtout d'un instrument nouveau pour bien des personnes, tel que l'*Harmonica*, la grande liberté dont on jouissoit chez lui, la certitude d'y trouver des gens de connoissance, l'espoir d'en faire de nouvelles, d'y voir des femmes, & des femmes plus intéressantes par leur situation, la curiosité, l'amour du merveilleux, qui sait tout les motifs, s'il faut en croire la critique? déterminèrent à participer des phénomènes d'une Jonglerie aussi adroite & aussi bien concertée.

Les curieux devinrent attentifs, & de l'attention on passa à la persuasion. Comment dira-t-on, lorsque le voile sera tombé, est il possible qu'une supercherie aussi grossière que le Mesmérisme ait pris faveur dans un pays aussi éclairé que la France, au milieu de tout ce que l'Europe admire de fçavans dans tous les genres, de Phyficiens érudits, de Médecins profonds & expérimentés, & d'un grand nombre d'hommes de génie, furtout après avoir été rejettée par les Allemands, dont on ne verroit pas fans peine le jugement effacer la pénétration des François.

Celui-là feul qui ignore la marche des chofes en France, fera embaraffé par cette queftion. Tout ce qui concerne les grandes fociétés, eft mû dans ce Royaume par deux puiffances : l'argent & l'amour-propre ; le premier paroît plus particuliérement l'idole des hommes ; les femmes font en général plus efclaves de l'autre. Il y a des hommes vains & des femmes avides ; quelqu'un d'efprit qui a reconnu cette difpofition, & qui a une flexibilité de caractère & un talent propre à en tirer parti, peut prétendre à tout.

L'homme avide & adroit met en jeu l'amour-propre d'autrui pour fe fatisfaire ; les perfonnes vaines, de leur côté embraffent avec empreffement les fantômes qui fe préfentent fous la forme de découvertes glorieufes, pour s'affimiler, en quelque forte, aux inventeurs, & briller du reflet de leur gloire. C'eft pour cette raifon qu'on voit de tous côtés de nouvelles expériences de la *Montgolfière*, dont le plus grand nombre n'eft pas celles qui réuffiffent.

C'eſt le même ſentiment qui a fait accourir tout Paris dans la rue *des Moineaux*, pour y voir l'homme qui guériſſoit par des geſtes (1) ; c'eſt ce qui a déterminé M. *Court de Gebelin* à imprimer que le *Meſmériſme* l'avoit guéri (2) un inſtant, pour ainſi dire, avant de mourir dans les bras de Meſmer, & ce qui a engagé le R. P. *Hervier* à publier que le Meſmériſme l'avoit délivré de pluſieurs maladies qu'évidemment il n'a jamais eues (3).

Dès qu'on a fait ce premier pas inconſidéré, l'honneur, tel qu'on l'entend, défend de rebrouſſer chemin ; on perſiſte avec obſtination dans ſon ſentiment ; on tâche d'atténuer ce qu'il a de ſingulier en faiſant des Proſélites ; chaque Partiſan devient Chef de Secte & l'erreur ſe multiplie par le moyen des Chefs éloquens ; on ne prend point les armes pour défendre ſon opinion ; mais on n'obéit pas moins à une eſpèce de fanatiſme qui fait déteſter ceux qu'on ne peut perſuader & qui entraîne à leur vouloir du mal.

Telle peut être la raiſon qui force ceux qui écrivent ſur le ſyſtême de Meſmer, à garder l'anonyme : on ne devroit pas craindre d'oppoſer ſon autorité à celle d'un Jongleur ; mais

(1) Voyez ci-devant pag. 23.

(2) Lettre de l'Auteur du Monde Primitif.

(3) Meſmer bleſſé, pag. 27.

bien de ſes Partiſans ne ſeroient peut-être pas bien-aiſes qu'on offensât leur amour-propre en divulgant leur erreur ; Meſmer l'a ſenti ; c'eſt pourquoi « il ne cherche ſes garans que parmi » les Grands, comme pour être fondé à taxer » d'impoliteſſe ceux qui révoqueroient en doute » de pareils témoignages (1) ».

Les femmes ont commencé la fortune du Meſmériſme ; la délicateſſe de leurs organes, leur infériorité en matière de ſcience, leur plus grande ſuſceptibilité, leur avidité moins réfléchie pour les phénomènes, leur amour de tout ſpectacle, cet amour qui les traîne en foule, même à ceux qui ſe donnent à la Grève, (2) & les ſoins qu'a eu *Meſmer* de diſpoſer toutes les nuances de ſa Jonglerie, de manière à exercer principalement ſur elles l'empire de la ſéduction, tout cela explique naturellement leur influence ſur cette nouveauté.

Pluſieurs hommes dont la conſtitution phyſique & morale a de l'analogie avec celle des femmes, ont été ſéduits comme elles & ils ont voulu ſéduire à leur tour. Le nouveau ſyſtême qu'ils ont préſenté a d'abord révolté les Penſeurs ; les Méde-

(1) Réflexions ſur le Magnétiſme animal, pag. 18. Notes.
(2) Tableau de Paris.

cins ſur-tout ont crié *Haro;* peu-à-peu quelques complaiſans, prétendus gens d'eſprit, ſe ſont enrôlés dans la Milice des Croyans; ils ont accrédité l'objet de la Secte; des Médecins étonnés de ce ſuccès & effrayés de ſes conſéquences, ſe ſont mis avec empreſſement de leur parti; ils ont prouvé qu'il ne leur manquoit que d'être auſſi hardis & auſſi heureux que M. Meſmer, pour l'imiter; quelques-uns ont cru de bonne-foi aux miracles du Meſmériſme. Les *doutes* raiſonnés des autres, leurs *réflexions* & leurs *réfutations* ſérieuſes n'ont pas peu contribué à étayer la nouvelle Jonglerie au-delà même de ce que le Jongleur s'y étoit attendu.

Les Partiſans d'une erreur, une fois qu'ils ſont connus pour Partiſans, ne s'embarraſſent pas que la choſe pour laquelle ils ont pris parti, leur paroiſſe claire, ils ne deſirent que de la voir continuer de paroître vraiſemblable; c'eſt pourquoi les Partiſans du Meſmériſme ſont ſi ſatisfaits du ſpectacle des convulſions, qui ont lieu chez le Jongleur, qu'ils le donnent quelquefois eux-mêmes; ils ont alors deux motifs, celui d'éblouir ſur l'erreur de leur opinion & celui de faire la cour aux Grands, qui ont beſoin de la même feinte; ils prennent auſſi ce parti dans un cas preſſant où il s'agit d'entraîner l'opinion d'un homme de poids, qui, en prenant ſa part du ridicule de la croyance, diminue en quelque ſorte celui dont ils ſe ſont couverts.

On ſent que cette petite ſupercherie n'eſt pas néceſſaire à ſuppoſer dans les femmes à vapeurs & dans les hommes hypochondriaques, qu'on a appellés *les trompettes des Charlatans* (1) ; c'eſt tout de bon que ces ſujets ſont ſaiſis par les choſes extraordinaires au point d'en éprouver des ſenſations manifeſtes ; un bruit, un ſouffle inattendus, leur ombre leur cauſe des treſſaillemens, les jette en ſyncope, en convulſion ; que ne feront pas ſur eux les ſimagrées médiates ou immédiates d'un Jongleur qui emploie avec art tous les moyens d'émouvoir ?

(1) Eclairciſſemens ſur le Magnétiſme animal, page 32.

V I.

Avantages que le MESMÉRISME aura procurés.

L'ÉPOQUE à laquelle l'aveuglement ſur le Meſmériſme ſera diſſipé & les Meſmériens rentrés dans l'oubli, n'eſt pas encore bien certaine, eu égard à l'importance que Meſmer a ſçu donner à cette Jonglerie, en intéreſſant les Compagnies ſçavantes à ſa découverte ; mais les avantages qu'on en retirera, ſont connus d'avance. Elle ſervira d'abord d'un excellent moyen pour avertir nos deſcendans d'être en garde contre la ſéduction qu'on voudroit opérer dans la ſuite de quelque manière ſemblable. Elle n'eſt pas non plus inutile à la génération préſente.

Depuis quelque tems les Corps reſpectables des Médecins & les plus conſidérés étoient étonnés de voir ſe gliſſer chez quelques-uns de leurs Membres, un goût ſecret à, moitié voilé, pour la Charlatannerie; c'étoit un feu caché ſous la cendre, dont il jailliſſoit de tems en tems des étincelles aſſez conſidérables pour allarmer & qui menaçoient, en quelque ſorte, la Médecine de quelque révolution fâcheuſe, par rapport à l'opinion publique.

On craignoit que ce goût ſe répandît, & qu'il fît diminuer l'eſtime & la confiance que méritent les Médecins diſtingués par leur connoiſſance & leur déſintéreſſement ; on gémiſſoit de les voir confondus avec ceux dont les manœuvres tendoient à dégrader la profeſſion.

Le Meſmériſme a opéré cette révolution d'une manière avantageuſe : Il s'eſt fait tout-à-coup hors du ſein de la Médecine & des Corps reſpectables des Médecins, une exploſion de ceux qui étoient les plus enclins au charlataniſme ; ils ont embraſſé avec enthouſiaſme cette nouvelle Jonglerie ; ils ſe ſont enfin montrés à cette occaſion tels qu'ils étoient ; ils ont par-là tracé une ligne de démarcation bien évidente, qui, en ſéparant d'eux la partie ſaine des Cultivateurs de l'Art de guérir, lui conſervera ſon ancienne ſplendeur, qu'il mérite aujourd'hui plus que jamais.

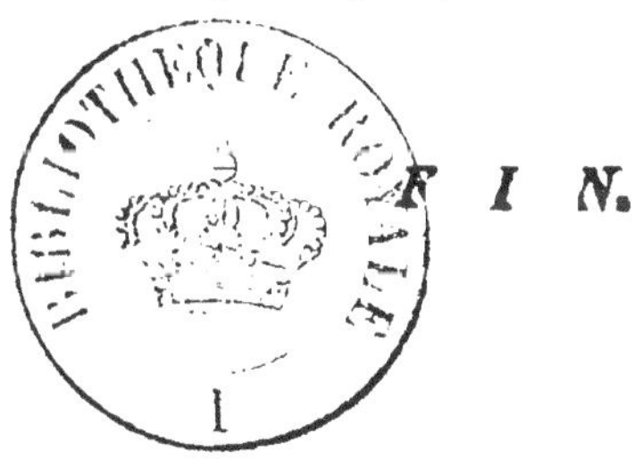

F I N.

www.ingramcontent.com/pod-product-compliance
Ingram Content Group UK Ltd.
Pitfield, Milton Keynes, MK11 3LW, UK
UKHW021513260726
13993UKWH00004B/1643